L'ASTHME

CE QUE VOUS DEVEZ SAVOIR
(QUESTIONS ET REPONSES)

Par Rumi Michael Leigh

Introduction

Je voudrais vous remercier et vous féliciter pour le téléchargement de ce livre, "*L'asthme, ce que vous devez savoir (questions et réponses)*"séries.

Ce livre vous aidera à comprendre, à réviser et à avoir de bonnes connaissances générales et des mots-clés sur l'asthme et mieux comprendre ce que vivent les gens qui souffrent de cette maladie chronique.

Encore merci d'avoir téléchargé ce livre, j'espère que vous l'apprécierez !

Chapitre 1

1)Qu'est-ce que l'asthme ?

- L'asthme est une maladie pulmonaire chronique qui rétrécit et provoque une inflammation des voies respiratoires et la production d'un excès de mucus qui rend la respiration difficile.

2) Une personne peut-elle avoir une crise d'asthme sans être asthmatique ?

- Oui une personne peut avoir une crise d'asthme sans être asthmatique.

3) Existe-t-il un remède contre l'asthme ?

- Non, il n'existe pas de remède contre l'asthme.

4) Puisqu'il n'y a pas de traitement curatif pour l'asthme, quel est l'objectif d'un traitement ?

- L'objectif d'un traitement est de gérer, de contrôler la maladie et d'améliorer la qualité de vie des asthmatiques.

5) Quels sont les déclencheurs de l'asthme ?

- Les phanères des animaux, la fumée, les acariens, les moisissures, les parfums, les insectes nuisibles, l'air sec et froid, les infections respiratoires, induite par l'exercice, les bêtabloquants, l'aspirine, les agents de conservation (sulfites), le pollen, etc.

6) Quels sont les signes et symptômes de l'asthme ?

- Une respiration sifflante, la toux, l'essoufflement, l'oppression thoracique, la douleur, etc.

7) Quelles sont les causes de l'asthme ?

- L'asthme est principalement causé par des facteurs génétiques et environnementaux.

8) L'asthme affecte-t-il les personnes de tout âge ?

- Oui.

9) Quels sont les facteurs de risque de l'asthme ?

- Avoir d'autres conditions allergiques.
- Fumer ou la fumée passive.
- Le surpoids ou l'obésité.
- L'exposition à des produits chimiques.
- La pollution.

10) Quels sont les moyens de prévenir les crises d'asthme ?

- Identifiez et évitez les déclencheurs d'asthme.
- Utilisez le débitmètre de pointe.
- Suivez attentivement les traitements, les prescriptions du médecin.
- Apprenez les premiers signes d'une crise d'asthme.

Chapitre 2

1) Quels sont les types d'asthme ?

- L'asthme de type allergique et non allergique.

2) Qu'est-ce qu'un asthme de type allergique ?

- C'est le type d'asthme qui est déclenché par l'exposition à des allergènes : le pollen, les squames d'animaux, etc.

3) Qui est l'allergologue ?

- Un allergologue est un médecin spécialisé dans le diagnostic et le traitement des allergies.

4) Qu'est-ce qu'un asthme de type non allergique ?

- C'est le type d'asthme qui pourrait être induit par l'exercice physique, causé par le stress, la maladie, etc.

5) L'asthme est-il une maladie chronique ?

- Oui.

6) Qu'est-ce qu'une maladie chronique ?

- Une maladie chronique est une maladie à long terme.

7) Donner des exemples de maladies chroniques.

- L'asthme, le lupus, la dépression, etc.

8) Une crise d'asthme peut-elle être fatale ?

- Oui.

9) L'allergie alimentaire est-elle un facteur de risque mortel pour une personne souffrant d'asthme ?

- Oui.

10) Comparer les bronches d'une personne asthmatique à celles d'une personne « normale ».

- Les bronches d'une personne asthmatique sont toujours plus ou moins enflammées.

Chapitre 3

1) Les symptômes d'asthme peuvent-ils disparaître d'eux-mêmes ?

- Oui, les symptômes d'asthme légers peuvent parfois disparaître d'eux-mêmes.

2) Comment évite-on l'asthme ?

- L'asthme ne peut être évité mais ses symptômes peuvent être contrôlés.

3) Quand l'asthme commence-t-il habituellement ?

- L'asthme commence habituellement pendant la petite enfance.

4) Peut-on avoir de l'asthme quand on est au repos ?

- Oui, nous pouvons avoir de l'asthme même au repos.

5) Le stress pourrait-il provoquer une crise d'asthme ?

- Oui, le stress pourrait provoquer une crise d'asthme.

6) Les personnes asthmatiques doivent-elles toujours avoir leur traitement avec elles ?

- Oui, même si leur asthme est bien contrôlé.

7) Les patients asthmatiques peuvent-ils mener une vie normale ?

- Oui, si leur asthme est bien contrôlé et qu'ils évitent les déclencheurs d'asthme.

8) Quelles voies respiratoires sont rétrécies dans l'asthme ?

- Les bronches et les bronchioles.

9) Quel type de muscles entourent les bronches et les bronchioles ?

- Des muscles lisses.

10) Quelles sont les fonctions des muscles lisses qui entourent les bronches et les bronchioles ?

- La dilatation et la constriction.

Chapitre 4

1) Le rire peut-il provoquer une crise d'asthme ?

- Oui, le rire avec beaucoup d'effort physique peut mener à une crise d'asthme.

2) Une ordonnance du médecin est-elle nécessaire pour un inhalateur-doseur ?

- Oui.

3) Quelles sont les comorbidités ?

- Il s'agit de plusieurs maladies ou affections simultanées, en plus d'une maladie principale.

4) Quelles sont les comorbidités de l'asthme ?

- Le cancer, la migraine, l'insomnie, la dépression, etc.

5) Comment commence le traitement de l'asthme chez les patients obèses ou en surpoids ?

- D'abord par une perte de poids.

6) Une personne peut-elle faire une crise d'asthme sans être infectée ?

- Oui.

7) Comment aide-t-il à boire beaucoup d'eau aux asthmatiques ?

- Boire beaucoup d'eau aide à fluidifier le mucus.

8) Les asthmatiques doivent-ils cesser de faire de l'exercice physique ?

- Non, ils devraient s'échauffer quelques minutes avant de faire de l'exercice physique.

9) L'eczéma peut-il déclencher l'asthme ?

- Oui.

10) Que doivent faire les asthmatiques s'ils font du sport à l'extérieur par temps venteux ou froid ?

- Ils doivent porter un foulard ou se couvrir la bouche et le nez avec un masque et respirer par le nez afin de réchauffer l'air avant que celui-ci n'atteigne les muscles lisses entourant les bronches et les bronchioles, car l'air froid contracte les muscles lisses.

Chapitre 5

1) Qu'est-ce qu'un débitmètre de pointe ?

-   C'est un appareil utilisé pour contrôler l'asthme.

2) Que sont les bronchodilatateurs ?

-   Les bronchodilatateurs dilatent les voies respiratoires. Ils sont utilisés comme traitement urgent lors d'une crise d'asthme.

3) Quels sont les types de bronchodilatateurs ?

-   Les bronchodilatateurs à courte ou longue durée d'action.

4) Donner un exemple de bronchodilatateur à courte durée d'action.

-   L'albutérol.

5) Donner un exemple de bronchodilatateur à action prolongée.

-   Le Salmétérol.

6) Qu'est-ce que le Ventolin ?

-   C'est un bronchodilatateur utilisé pour le traitement de l'asthme.

7) Combien de temps commence l'effet de Ventolin ?

\- Environ 5 minutes.

8) Combien de temps dure l'effet de Ventolin ?

\- Environ 4 heures.

9) Quel est un autre nom de l'albutérol ?

\- Le Ventolin.

10) Quelle est la catégorie de médicament de l'albutérol?

\- C'est un bronchodilatateur.

Chapitre 6

1) L'albutérol est-il un traitement à action prolongée ?

- Non, c'est un traitement à courte durée d'action.

2) Combien de temps faut-il attendre avant d'administrer deux albutérol s'il le faut ?

- Vous devriez attendre environ une minute.

3) À quelle fréquence est-il recommandé d'utiliser de l'albutérol ?

- Environ 2 fois par semaine.

4) Quels sont les bêta-agonistes à courte durée d'action?

- Les bêta-agonistes à courte durée d'action sont utilisés lors d'une crise d'asthme pour un soulagement rapide.

5) Donner un exemple d'un bêta-agoniste à courte durée d'action.

- L'Albutérol.

6) Y a-t-il des effets secondaires de l'Albutérol ?

- Oui.

7) Quels sont les effets secondaires de l'Albutérol ?

- Maux de tête, nervosité, nausées, vomissements, irritation de la gorge, rythme cardiaque irrégulier, douleurs musculo-squelettiques, etc.

8) La réversibilité des bronchodilatateurs peut-elle être absente lors d'une crise d'asthme ?

- Oui.

9) Y a-t-il des effets secondaires des bêta-agonistes ?

- Oui.

10) Quels sont les effets secondaires possibles des bêta-agonistes ?

- Nervosité, dysrythmie, tachycardie, etc.

Chapitre 7

1) Que sont les bêta-agonistes à longue durée d'action ?

- Ils sont utilisés pour contrôler l'asthme pendant une longue période.

2) Qu'est-ce qu'un Axotide ?

- C'est un anti-inflammatoire contre l'asthme.

3) Qu'est-ce que la fluticasone ?

- C'est un traitement utilisé pour diminuer l'enflure des voies respiratoires.

4) Quelle catégorie de médicaments est la fluticasone ?

- La fluticasone est un corticostéroïde.

5) Quel est le nom différent du fluticasone ?

- Le Flovent.

6) Donner un exemple de fluticasone.

- L'axotide.

7) Quelles sont les fonctions des corticostéroïdes ?

- Les corticostéroïdes diminuent l'inflammation.

8) Que devrait faire une personne après avoir utilisé la fluticasone ?

- La personne doit se rincer la bouche avec de l'eau et la recracher car la fluticasone peut irriter les muqueuses.

9) Combien de temps faut-il utiliser la fluticasone ?

- La fluticasone doit être utilisée pour le traitement de l'asthme à long terme.

10) La fluticasone devrait-elle être utilisée en cas d'urgence ?

- Non.

Chapitre 8

1) Dans le cas d'une crise d'asthme et que vous avez un bronchodilatateur et un corticostéroïde, lequel utilisez-vous en premier et pourquoi ?

- Vous utilisez d'abord le bronchodilatateur, puis le corticostéroïde, car le bronchodilatateur permet l'ouverture des voies respiratoires. Et si les voies respiratoires ne sont pas ouvertes, le corticostéroïde ne peut pas faire son travail pour réduire davantage l'inflammation des voies respiratoires.

2) Devriez-vous utiliser l'inhalateur avant ou après l'exercice ?

- Cela dépend. Cela varie d'une personne à l'autre, mais assurez-vous d'avoir toujours votre inhalateur avec vous.

3) Quel lymphocyte est sur-stimulé dans l'asthme ?

- Le lymphocyte T4.

4) Nommer un médicament couramment utilisé pouvant déclencher l'asthme ?

- L'aspirine.

5) Quelle est la différence entre la BPOC et une crise d'asthme ?

- La BPCO n'est pas réversible avec du traitement, mais une crise d'asthme est réversible avec du traitement.

6) Qu'est-ce que la thermoplastie bronchique ?

- Il s'agit d'un traitement de l'asthme consistant à chauffer les voies respiratoires et les poumons avec une électrode.

7) Quel est l'effet de la chaleur sur les muscles lisses ?

- La chaleur dilate les muscles lisses.

8) Quel est l'effet du froid sur les muscles lisses ?

- Le froid contracte les muscles lisses.

9) Qu'est-ce que la tachycardie ?

- La tachycardie est une augmentation de la fréquence cardiaque.

10) Qu'est-ce que l'ostéoporose ?

- L'ostéoporose est une perte excessive de la densité osseuse.

Chapitre 9

1) Les corticostéroïdes ont-ils des effets secondaires ?

- Oui, quand ils sont utilisés régulièrement à long terme.

2) Quels sont les effets secondaires possibles d'une utilisation à long terme des corticostéroïdes (en particulier chez les femmes) ?

- Les corticostéroïdes peuvent causer l'ostéoporose chez les femmes.

3) Quand l'ostéoporose survient-elle habituellement chez les femmes ?

- L'ostéoporose survient généralement chez les femmes après la ménopause.

4) L'ostéoporose affecte-t-elle les hommes ?

- Oui, un petit pourcentage mais elle est plus fréquente chez les femmes.

5) Quel est l'intérêt d'un traitement approprié de l'asthme pour les femmes enceintes ?
- Pour prévenir le faible poids du bébé né.
- Pour empêcher le bébé d'être privé d'oxygène lorsque la mère fait une crise d'asthme.

6) Qu'est-ce que la pré-éclampsie ?

- Il s'agit d'une complication de la grossesse qui comprend une hypertension artérielle et la présence des protéines dans l'urine.

7) Quel est le meilleur traitement pour la pré-éclampsie ?

- Le meilleur traitement consiste à accoucher.

8) Que fait-on habituellement avec un inhalateur avant de l'utiliser ?

- Nous amorçons l'inhalateur.

9) Comment un inhalateur est-il préparé ?

- On le prépare en le secouant puis on fait des pulvérisations vides.

10) Nommer les principales raisons pour lesquelles nous préparons l'inhalateur avant son utilisation.

- Si c'est la première utilisation.
- S'il est tombé par terre.
- Sept jours ou plus sans utilisation.
- Quand il est nettoyé.

Chapitre 10

1) Que devriez-vous vérifier avant d'utiliser un inhalateur?

- Comme pour tous les médicaments, vérifier la date de péremption et le nombre de doses.

2) Qu'est-ce que les nébuliseurs ?

- C'est un appareil qui transforme le médicament en une brume qui est ensuite inhalée dans les poumons. Il est utilisé pour le traitement de l'asthme et d'autres maladies respiratoires.

3) Une ordonnance du médecin est-elle nécessaire pour un nébuliseur ?

- Oui.

4) Dans quelle situation un nébuliseur est-il habituellement prescrit ?

- Un nébuliseur est généralement prescrit aux personnes (nourrissons, enfants, personnes âgées) ayant des difficultés à coordonner le bon usage d'un inhalateur pour le traitement de l'asthme.

5) Quels types de médicaments sont utilisés dans les nébuliseurs ?

- Lest types de médicaments utilisés dans les nébuliseurs sont :

-   L'albutérol, le budésonide, etc.

6) Quels sont les avantages d'un inhalateur-doseur ?

-   L'administration prend peu de temps (quelques secondes à une minute).
-   Il est portable. Vous pouvez le porter avec vous, dans votre poche, votre sac, etc.
-   Il est facile à entretenir et à nettoyer.
-   Il est bon marché.
-   Vous n'avez pas besoin (d'une source d'énergie), d'électricité ou de piles pour le faire fonctionner.
-   Il n'est pas bruyant.

7) Quels sont les inconvénients d'un inhalateur-doseur ?

-   Il peut être difficile à utiliser correctement pour les nourrissons, les enfants, etc.

8) Quels sont les avantages d'un nébuliseur ?

-   Il est facile à utiliser (le patient ou la personne doit juste respirer normalement).

9) Quels sont les inconvénients d'un inhalateur à nébuliseur ?

-   Il nécessite beaucoup de temps (plus de 10 minutes).
-   Il n'est pas très pratique à emporter.
-   Plus d'effort est nécessaire pour le nettoyer et l'entretenir.
-   Il est coûteux.
-   Vous avez besoin d'électricité ou de batterie pour le faire fonctionner.
-   C'est bruyant.

10) Lequel a moins d'effet secondaire ; un inhalateur-doseur ou un nébuliseur ?

-    Un inhalateur-doseur.

Conclusion

Merci encore une fois d'avoir téléchargé ce livre. J'espère que cela vous a aidé à comprendre l'effet de l'asthme sur la vie des gens qui souffrent de cette maladie chronique.

S'il vous plaît, si vous avez apprécié ce livre, j'aimerais que vous laissiez un commentaire. Il serait apprécié.

Je vous remercie.